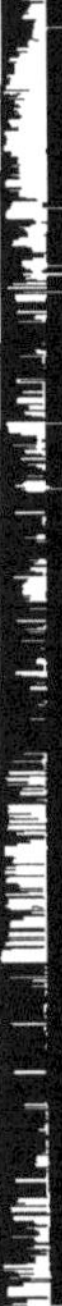

AF476800

ANALYSE

DE

LA PHILOSOPHIE ANATOMIQUE,

OÙ L'ON CONSIDÈRE PLUS PARTICULIÈREMENT L'INFLUENCE QU'AURA CET OUVRAGE SUR L'ÉTAT ACTUEL DE LA PHYSIOLOGIE ET DE L'ANATOMIE.

PAR M. FLOURENS, DOCTEUR EN MÉDECINE.

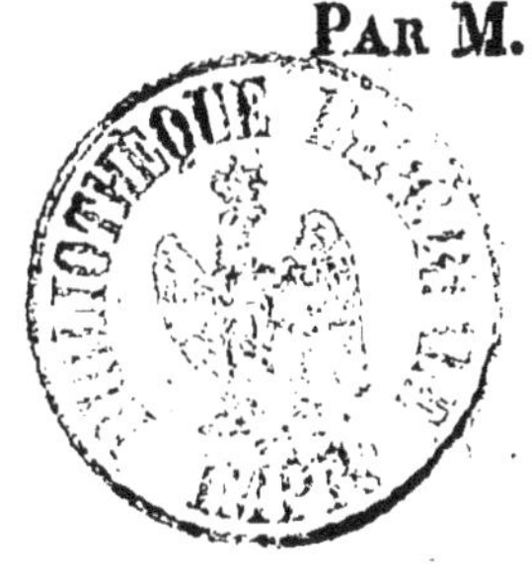

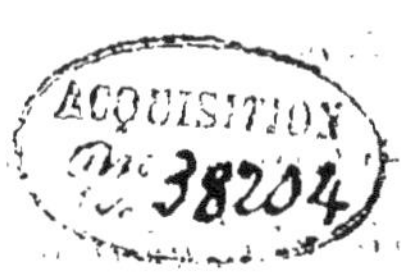

PARIS,

Chez BÉCHET jeune, Libraire, rue de l'Observance, N°. 5.

1819.

AVERTISSEMENT.

M. PICCOLO, *l'un des rédacteurs d'un ouvrage périodique en grec moderne, qui s'imprime à Vienne, ayant désiré faire connaître à ses compatriotes, par la voie de ce recueil, les principes de* la Philosophie anatomique, *m'engagea à lui confier une analyse de cet ouvrage que je lui avais communiquée, et il la traduisit aussitôt. Voici cette analyse, telle qu'elle a été publiée dans le* Mercure grec, N.os 14 et 18, *et dont il a déjà paru plusieurs fragmens dans quelques journaux français.*

PHILOSOPHIE

ANATOMIQUE (1).

Ier. ARTICLE.

Il est pour les sciences deux époques essentiellement distinctes : dans la première, elles recueillent des faits ; dans la seconde, elles rapprochent ces faits pour en tirer des conclusions. Lorsque ces deux époques se sont succédées dans un ordre convenable, les sciences sont faites et elles sont bien faites. Il est en effet également dangereux pour elles, et d'accumuler sans cesse

---

(1) PHILOSOPHIE ANATOMIQUE. *Des organes respiratoires, sous le rapport de la détermination et de l'identité de leurs pièces osseuses,*

Avec figures de 116 nouvelles préparations d'anatomie ;

Par M. le chevalier Geoffroy St.-Hilaire, membre de l'Académie royale des Sciences, professeur de Zoologie au Jardin du Roi, et professeur de Zoologie et de Physiologie à la Faculté des sciences de l'académie de Paris ;

Un volume in-8°. de 560 pages. — *Idem*, in-4°.

A Paris, chez Méquignon-Marvis ;

A Strasbourg, chez Levrault ;

Et à Londres, chez Treuttel et Würtz.

des matériaux, sans s'élever à aucune idée générale, et de vouloir, pour ainsi dire, deviner ces idées, avant qu'elles soient sorties d'elles-mêmes des observations déjà acquises. La disposition d'esprit qui porte à ces deux écueils est, comme on voit, tout-à-fait opposée: je l'appelle dans un cas l'esprit de précipitation, et dans l'autre, l'esprit de routine; je pense qu'il est de la bonne philosophie d'exclure enfin ces deux genres d'esprit avec la même sévérité.

C'est pour avoir cédé à leur impatience naturelle que les Grecs s'égarèrent dès leurs premiers pas dans les sciences: ils imaginèrent, au lieu d'observer, et firent des théories presque partout où il fallait des expériences. Cette singulière façon d'abréger les conduisit à des systèmes qui n'étaient guère que des folies ingénieuses. Nous avons eu beaucoup de systèmes après les leurs; c'étaient aussi des folies, quoiqu'on ne convienne pas également qu'elles fussent ingénieuses.

Le défaut de cette méthode, un peu trop expéditive, est généralement senti dès long-temps. Les savans modernes, depuis qu'ils en ont reçu le conseil de Bacon et l'exemple de Galilée, raisonnent beaucoup moins et observent surtout davantage; mais le temps est venu, je crois, de les avertir que des observations toutes nues finissent toujours par être stériles, et que le raisonnement seul peut les féconder.

L'époque actuelle ne ressemble d'ailleurs à aucune de celles qui l'ont précédée: la masse des faits connus est si imposante, l'art de les constater et de les reproduire est si perfectionné, qu'il ne reste plus à la philosophie qu'à les réunir par ce qu'ils ont de commun, pour en trouver la théorie désormais indispensable.

Sous ce rapport, comme sous beaucoup d'autres, l'ouvrage que j'annonce aujourd'hui remplit un véritable besoin de l'époque. L'auteur, averti de bonne heure, par de profondes méditations, que la recherche exclusive des différences s'opposait à des progrès réels, est l'un des écrivains qui ont le plus contribué à ramener l'attention des savans vers la recherche philosophique des analogies.

La direction contraire pouvait effectivement perfectionner plus ou moins l'anatomie spéciale des divers animaux; mais, par ses progrès mêmes, elle détournait de plus en plus d'une anatomie réellement comparative. On courait après les détails, et l'on s'éloignait, à chaque pas, des rapports généraux, les seuls néanmoins qui constituent les sciences, parce qu'elles ne sont que l'expérience généralisée.

Cette contradiction affligeait les bons esprits, et il régnait parmi eux une hésitation générale que des observateurs superficiels prenaient déjà pour de l'impuissance; mais qu'un homme supérieur, habitué à suivre et à diriger la marche des sciences, ne balançait pas à leur signaler comme le prélude des plus grandes découvertes (1). C'est, en effet, au milieu de cette hésitation même qu'a paru tout-à-coup la *Philosophie anatomique*, ouvrage étonnant et destiné à faire partager désormais à l'anatomie comparée le titre si honorable pour nous, de science française que la chimie reçut du génie de Lavoisier, que Bernard de Jussieu mérita peut-être à la botanique, et que M. Cuvier a dès long-temps acquis à la zoologie.

La publication de cet ouvrage fixera donc la date d'une direction nouvelle pour les études anatomiques, en les rattachant sans cesse à une pensée éminemment philosophique; savoir: *l'unité de composition organique*, ou, si l'on veut, *la théorie des analogues*.

Certaines analogies, dans les animaux, sont si évidentes que l'instinct a suffi d'abord pour reconnaître les plus générales d'entre elles, et qu'il n'est pas étonnant qu'en ce genre les premiers essais remontent à la plus haute antiquité; c'est d'ailleurs sur l'idée que les individus d'un groupe déterminé s'enchaînent par des organes semblables, que reposent les méthodes en histoire naturelle. On chercha même, à diverses reprises, à lier les groupes entre eux, et chacun sait qu'il a été long-temps question dans les écoles, d'une échelle des êtres, qui du zoophite s'éten-

(1) M. Cuvier: Analyse de 1814.

drait aux puissances spirituelles, puissances parfaitement connues alors. On trouvait, il est vrai, sur la route, des hiatus infranchissables, et le lien paraissait mille fois rompu; mais on le renouait bientôt par la supposition d'intermédiaires inconnus; supposition singulièrement progressive et par-là singulièrement commode.

Quoique les savans aient entièrement renoncé à des projets aussi ambitieux, ils n'ont jamais désespéré pourtant de voir réaliser enfin cette pensée si séduisante, que l'organisation des animaux est soumise à un plan général, modifié seulement dans quelques points pour différencier les espèces. C'est d'après cette vue qu'ils ont fait, d'un accord presque unanime, une loi zoologique de l'unité d'organisation dans tous les vertébrés; principe qui devait les conduire infailliblement à la vérité, si la direction qu'ils avaient prise ne les eût bientôt égarés. Comme ils ne suivaient que les formes, ils furent arrêtés dès les premières transformations, et abandonnèrent les ressemblances, dès qu'elles cessèrent d'être nettement exprimées. A chaque nouvelle forme, on crut donc voir un nouvel organe et on créa un nouveau mot; dès-lors on décrivit pour classer, on classa pour distinguer, et l'on sacrifia les rapports à l'engouement des détails. On se flattait toutefois d'achever ainsi la science, et de parvenir à la découverte de ses lois; mais ces lois n'étant que des rapports, il est clair qu'elles ne peuvent naître que du rapprochement des faits, et non de leur seule multiplicité.

Cette déviation constante d'une voie à laquelle la nature des choses ramenait si souvent les naturalistes, malgré eux, est remarquable. M. Geoffroy l'attribue avec raison à l'influence qu'exerçait nécessairement sur leurs nouvelles découvertes l'anatomie de la seule espèce alors bien connue. L'homme seul avait été étudié, et encore ne l'avait-il été convenablement que sous le rapport chirurgical. On conçoit par-là comment l'importance des formes et des proportions, bien que particulière à la chirurgie, avait néanmoins absorbé l'attention, et fait perdre les dispositions générales et physiologiques sous une foule de détails immenses.

Le premier pas à faire, pour s'élever au type idéal de l'être vertébré, était donc de se dégager de toute idée préconçue en faveur de l'anatomie humaine; c'était le seul moyen d'envisager les organes dans leurs conditions les plus générales, et d'exclure de leur détermination absolue les considérations de forme, de volume et d'usage, toujours relatives et individuelles. M. Geoffroy se convainquit ainsi que les identités ne pouvaient porter que sur les relations, parce qu'elles sont la seule généralité constante, et détermina enfin en quoi consiste réellement le genre de ressemblance qui lie tous les animaux vertébrés.

Il eut alors un guide immuable au milieu de toutes les métamorphoses, et capable de lui démasquer les rapports sous les déguisemens les plus bizarres : il l'appelle le *principe des connexions*. La nécessité absolue de ce principe (car un organe est plutôt anéanti que transposé) lui en confirma bientôt la vérité. Ainsi, toutes les fois que deux parties se ressemblent par leurs relations et leurs dépendances, elles sont analogues.

Grâce à ce principe, M. Geoffroy a pu s'élever avec certitude à cette proposition fondamentale, que les matériaux trouvés dans une famille existent dans toutes les autres, et proclamer LOI DE LA NATURE *l'unité de composition organique*. Voilà ce qu'il embrasse sous le nom de *théorie des analogues*, théorie réduite jusqu'ici à un vague pressentiment, et susceptible désormais d'une application sévère à la science positive.

Il a pu, dès-lors enfin, donner la solution du problême qu'il s'était proposé : « L'organisation des animaux vertébrés est-elle susceptible d'être ramenée à un type uniforme? »

L'essentiel de l'être vertébré consiste évidemment dans un long cordon médullaire, renflé à son extrémité antérieure, et logé dans un étui osseux. Tout le surplus se réduit à des appareils secondaires, utiles à ses relations ou à sa conservation, et munis aussi de leurs os propres.

Remarquez, avant d'aller plus loin, que chaque pièce osseuse est liée nécessairement à un certain ensemble de parties molles, et que par conséquent les déplacemens observés sur le squelette suffisent pour en conclure à *priori* ceux des autres parties ; résultat d'un haut intérêt, et qui laisse pressentir déjà que le principe des connexions s'applique à tous les systèmes de l'organisation.

L'étui osseux de la moelle épinière forme une couche supérieure, à laquelle vient s'en joindre, selon les espèces, une inférieure composée des os du tronc, c'est-à-dire du coffre où sont renfermés les viscères de la poitrine et de l'abdomen. Ces deux couches sont entre elles dans un tel rapport, que l'une s'enrichit des pertes de l'autre, et que de leurs proportions respectives provient, dans les différens animaux, la source des plus grandes différences. En effet, selon que le tronc est attaché au milieu, en arrière ou en avant de la colonne vertébrale, il en résulte un mammifère, un oiseau ou un poisson ; et ce qu'il y a de plus remarquable, c'est qu'une simple différence dans l'attache de quelques viscères entraîne toutes les autres. On conçoit alors comment s'est opéré sous le crâne du poisson, l'entassement de tous les organes de la circulation, de la respiration, etc. Un ordre parfait a régné dans cette grande métastase ; et quelle que soit la confusion apparente, le principe des connexions, toujours invariable, a conservé à chaque partie ses relations et ses dépendances.

Mais, ce n'était pas assez que d'avoir fait, pour ainsi dire, assister le naturaliste à cette transposition merveilleuse; M. Geoffroy lui démontre encore, un par un, que tous les matériaux qui composent les poissons sont exactement et entièrement les mêmes que dans les mammifères, les reptiles et les oiseaux. Cette classe n'a donc point exigé l'intervention d'organes nouveaux, ou créés seulement pour elle : tout est donc uniforme dans les vertébrés.

M. Geoffroy a choisi les poissons pour premier exemple de l'application de sa théorie, parce qu'ils composent le groupe le plus anomal des vertébrés; c'est par une raison semblable qu'il a cru devoir commencer leur examen par la détermination de leur cage respiratoire.

Une marche opposée aurait peut-être été plus commode pour le lecteur qu'elle eût ainsi préparé d'avance aux plus grandes difficultés; mais il s'agissait, avant tout, de démontrer la généralité et la rigoureuse exactitude des analogies. Sous ce rapport, la respiration, à cause de l'action compliquée de deux milieux différens, offrait la question la plus importante, parce que sa solution garantit celle de toutes les autres.

J'examinerai, dans un second article, les détails importans sur lesquels repose cette solution : je me borne, pour le moment, à rapprocher quelques unes de leurs conséquences les plus élevées, et à faire ressortir l'influence qu'en recevra la physiologie, et par conséquent la médecine.

Le principe des connexions lui ayant fourni un moyen infaillible de fixer l'identité réelle des organes, M. Geoffroy a pu les suivre, avec précision, dans toutes les espèces, et à travers toutes les modifications. Il les a vus ainsi alternativement élevés au plus haut point de composition, ou réduits à une atténuation rudimentaire, ou enfin arrêtés à des degrés intermédiaires : dans tous les cas, leurs fonctions sont proportionnelles à leur développement. Ainsi, tout organe parvenu à son *maximum* a une fonction propre et déterminée ; il la perd en passant aux conditions rudimentaires, et n'en conserve qu'une certaine portion à son état moyen. En général, dès qu'un organe cesse d'être à son *maximum*, il perd son caractère d'invariabilité, et finit, en devenant rudimentaire, par être absolument nul, ou soumis aux besoins des organes voisins.

Ces considérations ont porté M. Geoffroy à commencer l'étude des organes par leur plénitude de développement, pour les suivre de là, et de degré en degré, jusqu'à leur disparition totale. Il appelle *classiques* les organes qui ont atteint les limites de leur perfectionnement, et quelquefois aussi il leur donne le nom de la famille qu'ils caractérisent par ce perfectionnement même.

C'est, en effet, ce jeu d'anomalies organiques qui constitue les principaux caractères des espèces et des individus; et dans ce sens, il serait vrai de dire que les animaux vertébrés ne diffèrent entre eux que par leur tempérament; car le tempérament est précisément la prédominance énergique de tel ou tel système d'organisation.

Mais, pour bien concevoir tout le mécanisme de ces vicissitudes, il faut se rappeler sans cesse que l'idée préconçue des organes d'après l'anatomie humaine, n'est qu'une idée relative et individuelle. Ni le plan, ni le nombre des organes ne sont un attribut général; il n'y a que les élémens primitifs, ou les matériaux constituans, qui soient invariablement donnés. Quant au groupement de ces matériaux, d'où naissent les organes, il peut se faire de mille manières, selon des conditions que M. Geoffroy a déterminées pour la plupart. La plus puissante est sans doute le principe même des relations. Ainsi, selon que deux pièces connexées sont portées à une plus ou moins grande distance, il en résulte, du moins pour l'une d'elles, la nécessité d'un allongement proportionnel. Le développement des organes rudimentaires est, d'un autre côté, toujours subordonné à celui des organes classiques, qui s'enrichissent quelquefois de leurs pertes. Enfin, de ce que le nombre des matériaux est fixé, il suit évidemment que l'un d'eux ne peut se développer avec excès qu'aux dépens des autres.

J'insiste sur ces conditions parce qu'elles sont matérielles. Depuis que Galilée a réduit l'horreur du vide à n'être plus que l'effet de la pesanteur de l'air, les physiciens modernes ont secoué le joug des forces occultes. Les progrès de la physiologie dissiperont, à leur tour, toutes ces lois vitales, réellement occultes, et qui, mieux connues, se résoudront infailliblement dans les lois physiques. Je suis persuadé que l'admission même provisoire du mot *force vitale* est un mal; car il ne saurait dispenser de la recherche des causes réelles, et il peut faire croire à l'inutilité de cette recherche. C'est un rideau qui couvre un vide.

Il survient quelquefois des anomalies dans le groupement des matériaux; mais quelle que soit leur singularité, relativement à l'espèce qui les éprouve, elles existent toujours comme type normal dans une autre classe. Ainsi, l'ordre persiste dans le désordre; l'irrégularité a ses limites; ce qui échappe à une famille retombe dans une autre: rien n'est arbitraire, et les monstres eux-mêmes sont prévus et classés.

L'homme trouve d'ailleurs une source continuelle d'anomalies dans les habitudes de la civilisation. Chez lui, comme chez tout animal domestique, l'organisation n'est plus consacrée à une fin unique; des mouvemens variés pour les divers individus, mais réguliers et constans pour chacun d'eux, apportent des variations proportionnelles dans les centres osseux; car c'est toujours l'emploi des muscles qui détermine la direction du squelette. De-là une infinité de déformations profondes, suite inévitable des diverses professions, et déjà constatées par l'expérience médicale qui les a vues se transmettre par l'hérédité, et s'aggraver en passant par les générations successives.

J'en ai dit assez pour prouver la haute influence qu'aura sur les études médicales la théorie philosophique de M. Geoffroy, puisque je viens de montrer qu'elle fournit presque tous les moyens de réaliser le vœu exprimé, depuis long-temps déjà, par l'un de nos plus grands médecins. « La médecine, di-
» sait-il, sera arrivée au plus haut degré de connais-
» sances fondamentales, quand elle sera parvenue
» à évaluer la viabilité de chaque être, abstrac-
» tivement, par l'estimation de la valeur de ses orga-
» nes (1). »

Les services précieux que la physiologie a reçus de l'anatomie humaine, depuis qu'on les a heureusement réunies, ne donnent qu'une faible idée, selon moi, de ceux que lui rendra un jour l'anatomie compara-

(1) Corvisart : Maladies du cœur.

tive. La marche philosophique, imprimée désormais à cette science, en rendra facile une application directe et rigoureuse; et M. Geoffroy lui aura acquis à la fois tous les genres de perfection; il l'aura généralisée et popularisée.

II.e ARTICLE.

Tout est coordonné dans la nature par des rapports nécessaires; et la nature elle-même n'est qu'un ordre de choses assujetti à des lois. Remarquez, au reste, que dans cette nécessité repose l'unique base de la certitude de nos connaissances; car, avec de l'arbitraire, on n'est sûr de rien.

La détermination de ces lois qui ne se révèlent qu'au génie, parce que le génie est précisément le don d'apercevoir et de concevoir ce que le commun des hommes n'a ni aperçu, ni conçu, est, à proprement parler, ce qui constitue la philosophie des sciences. Je la définis l'enchaînement des faits par leurs rapports, et la subordination de ces rapports entre eux d'après leur ordre de généralité. Leur rapprochement montre, en effet, qu'ils n'ont point tous la même valeur, et permet de s'élever par là à une loi fondamentale, qui n'ait sa raison dans aucune autre, et qui soit elle-même l'origine de toutes les autres.

On peut croire qu'une science, dont toutes les parties sont ainsi liées par un principe primordial, est une science réellement perfectionnée, ou du moins très-voisine du plus haut degré de certitude qu'il nous soit possible d'atteindre. L'anatomie comparée attendait depuis long-temps, en vain, un pareil service, et désormais elle en sera redevable à M. Geoffroy.

On a vu, dans l'article précédent, par quel enlacement admirable de faits et de raisonnemens il est parvenu à démontrer, avec rigueur, l'unité de composition organique dans tous les animaux vertébrés. Tous les objets particuliers dérivent évidemment de cette donnée primitive et pourraient en être conclus d'avance, comme il suffit à un mécanicien habile de connaître les bases d'une machine, quelque compliquée qu'elle soit, pour en suppléer les détails avec précision.

Mais ce n'était pas assez d'avoir prouvé que les organes proviennent partout des mêmes matériaux et conservent partout les mêmes connexions : M. Geoffroy explique encore, à l'aide d'une savante et lumineuse analyse, comment la seule modification du groupement et des formes de ces matériaux a introduit des différences si nombreuses dans des êtres constitués d'ailleurs avec tant d'analogie.

Une réflexion qui frappe d'abord, c'est que ces matériaux, si remarquables et si peu remarqués, sont enfin rappelés à leur véritable importance. Les ressources de l'anatomie la plus délicate et de la plus ingénieuse opiniâtreté, n'auraient pu cependant soutenir à elles seules le zèle de l'observateur, s'il n'eût été beaucoup mieux soutenu par la prévision des hautes vérités qui devaient résulter de ses découvertes les plus minutieuses en apparence.

On s'étonnera peut-être qu'un nombre d'élémens aussi limité se soit prêté à la composition d'organes si variés; mais la multiplicité de leurs combinaisons y supplée avec avantage, comme on voit un très-petit nombre de lettres alphabétiques fournir une quantité de mots prodigieuse.

L'exemple le plus général et le plus simple de cette diversité de complication des noyaux osseux, se trouve dans les ossemens du crâne qui, disposés en grandes masses chez les premiers sous-types, restent au contraire, chez les poissons et les reptiles, dans un état de division extrême. Ces anomalies s'étaient présentées à M. Geoffroy dès ses premiers essais, et il les avait dès-lors habilement ramenées à une loi commune, en prenant pour terme de comparaison la tête des fœtus des quadrupèdes, où plusieurs des os, qui seront réunis par la suite, sont encore séparés.

Toutefois, les pièces osseuses qui sont connues, dans les poissons, sous le nom d'os operculaires et qui y constituent le couvercle des branchies, avaient résisté jusqu'ici à l'analogie. M. Geoffroy vient de les y soumettre, en les assimilant aux osselets, dits de l'ouïe dans les autres classes. Il avait vu, chez tous les ovipares, à commencer par les oiseaux, le cerveau se désassembler, diminuer de volume, et se réduire, dans les poissons, à quelques mamelons écartés. Il en conclut que les os, dont le sort est toujours sous la dépendance des viscères qu'ils protègent, devaient avoir subi les mêmes changemens. La chambre de l'ouïe avait donc été forcée, en perdant de sa profondeur et en s'élargissant, à rejeter en dehors les osselets contenus dans son intérieur, et qui, se prolongeant en lames osseuses, venaient former sur le thorax le cloisonnage extérieur de la cavité des branchies. Ces pièces, évidemment parvenues ici à leur plénitude de fonction et d'accroissement, concourent, en outre, à étendre ou à restreindre l'audition, selon que les poissons rapprochent ou écartent leur aile temporale, seule fonction qui leur reste dans l'état rudimentaire où elles sont tombées dans les autres sous-types.

L'appareil sternal offre des considérations du même genre : composé de neuf élémens dans son plus grand développement, il est partout soumis à un plan uniforme dont les modifications produisent les sternums particuliers des diverses classes. Celui des mammifères se distingue par une seule série de pièces rangées à la suite les unes des autres, et elles sont géminées dans les ovipares. Pour celui des poissons, il est si imparfait qu'il a été remplacé dans sa fonction par un autre sternum fourni par les os de l'épaule, portés à leur *maximum;* et les reptiles présentent une combinaison par portions égales de ces deux sternums, dont la superposition atteste néanmoins encore la double origine.

Ce nouvel usage des os de l'épaule les avait fait méconnaître chez les poissons où, dans leur totalité, ils avaient reçu le nom d'*os en ceinture.* Ils y demeurent pourtant fidèles à leur fonction générale, en continuant de servir de point d'appui au rameau dont se compose l'extrémité antérieure. Ces os sont autant de matériaux distincts, d'autant plus compliqués que la main est plus étendue et plus mobile, et l'aile des oiseaux acquiert, par leur balancement respectif, la réunion de deux qualités en apparence incompatibles : la solidité et la mobilité.

L'appareil hyoïdien a une position transversale chez les mammifères, et longitudinale chez les ovipares. Les branches antérieures forment le squelette de la langue, et deviennent par-là l'un des agens les plus efficaces de la déglutition ; il soutient aussi, par son corps et ses appendices, le pédicule de l'organe pectoral, auquel il s'associe plus spécialement dans les poissons.

Indépendamment de ces os dont l'emploi se borne à envelopper les branchies à l'extérieur, il en est d'autres, en grand nombre, logés plus profondément et formant une charpente aux vaisseaux pulmonaires. Ce sont dans les animaux aériens le larynx, la trachée-artère et les bronches ; et dans les poissons, les arcs branchiaux, les dents branchiales, et les lames cartilagineuses des branchies.

D'abord, pour retrouver le larynx dans tous les vertébrés, il fallait se défendre d'une opinion très-accréditée et qui le considère comme l'organe spécial de la voix dont plusieurs de ces animaux manquent en effet. Les raisons qu'en donne M. Geoffroy ne laissent aucun doute que la fonction essentielle du larynx ne consiste dans la direction du fluide respiratoire; fonction d'un rang bien supérieur et qui lui est réellement commune dans tous les sous-types. M. Geoffroy prouve ensuite, avec la plus parfaite évidence, qu'il n'y a pas d'organe spécial pour la voix, et qu'elle provient uniquement, ainsi que Ferrein l'avait découvert, de l'intervention dans la glotte de lames aponévrotiques contre lesquelles se brise l'air condensé et expulsé par les poumons. Une modification dans la bifurcation des bronches des oiseaux y développe une membrane susceptible de tension, et par là de vibrations sonores. Le larynx supérieur ne perd pourtant pas entièrement ses droits chez plusieurs d'entre eux : M. Geoffroy a fait résonner celui d'un perroquet, après sa mort. Au reste, comme cette légère modification, survenue au bas de la trachée, est loin d'offrir les caractères d'un appareil du premier ordre, M. Geoffroy engage à ne plus la confondre avec le larynx véritable par la communauté d'un nom qui semble l'associer à son importance.

On ignorait encore à quoi tient précisément le timbre de la voix. M. Geoffroy l'attribue au cartilage thyroïde, qui sert par conséquent, à l'instrument vocal, de corps sonore ou de table d'harmonie. C'est du rapprochement et de l'éloignement alternatif de ce cartilage et de l'hyoïde que résultent les variations des tons. Le thyroïde explique d'ailleurs d'autant mieux le timbre de la voix, qu'il est invariable comme lui pour chaque individu, et qu'à ses changemens répondent toujours des changemens analogues dans la voix. Ainsi, déchirante chez l'enfant qui vient de naître, elle reçoit plus d'éclat et plus d'étendue à mesure que le thyroïde acquiert plus de fermeté ; elle perd sa clarté quand il se couvre de granulations osseuses, à l'époque de la puberté, et devient enfin rauque et discordante chez les vieillards, où il est presque ossifié. L'exercice répeté des muscles du larynx hâte beaucoup l'ossification du thyroïde. On peut tirer parti de cette observation pour conserver sa voix ; il y a qu'à ne pas en abuser.

Le son, formé à la glotte, prend une nouvelle qualité dans la chambre linguale, et s'y transforme en parole ; modification que M. Geoffroy compare, avec bonheur, à celle que l'adjectif imprime au substantif. C'est ici qu'il expose une théorie du son qui lui est entièrement propre ; et qui, pour être convenablement appréciée, exige que les idées générales de physique auxquelles elle se rattache aient reçu de l'auteur les développemens qu'il a déjà promis.

On a vu comment la simple intervention dans la glotte d'un ruban aponévrotique, ou une légère ampliation de la bifurcation des bronches, suffisent pour amener des résultats aussi étonnans que la production de la voix. D'autres faits encore montrent cette influence puissante que les nuances les plus délicates de l'organisation exercent sur l'étendue et sur l'énergie des fonctions. La bourse des didelphes n'est qu'un profond repli de la peau ; la trompe de l'éléphant, un prolongement excessif de ses narines; et la corne du rhinocéros, un énorme amas de poils adhérens entre eux, etc., etc.

Mais, la forme et le groupement des matériaux ne sont pas les seuls moyens de varier l'organisation, que la nature ait à sa disposition ; elle en possède un autre plus curieux, peut-être, dans l'existence d'un double système pour la même fonction. Les deux sternums qui concourent au même objet ; les pièces placées comme en réserve sous le crâne des animaux aériens, et sur lesquelles vient reposer l'appareil respiratoire des poissons, etc., en sont des exemples frappans. La construction de l'être vertébré paraît donc conçue sous un double point de vue : le fœtus a reçu le germe de deux systèmes différens, et selon que l'un des deux domine sur l'autre, il en résulte un animal aérien ou un poisson. Le système dominant n'étouffe pourtant pas entièrement l'autre ; il reste toujours de celui-ci des traces, dont l'existence suffit pour attester le double dessein primitif, et dont le développement, limité comme les usages, loin de nuire au libre exercice du système opposé, l'enrichit d'auxiliaires constamment utiles, parce qu'ils lui sont constamment subordonnés.

Au reste, cette idée d'une double organisation, si singulière au premier aspect, se trouve, pour ainsi dire, réduite en pratique dans les métamorphoses qu'éprouvent plusieurs jeunes reptiles. Une jeune grenouille est, à l'époque de sa naissance, un véritable poisson; elle respire comme lui par des branchies, et ses poumons existent à peine. Peu à peu les branchies diminuent, rentrent, et les poumons croissent en proportion inverse; enfin les membres paraissent, la queue s'absorbe, la tête s'étend, et voilà un reptile. Une circonstance bien remarquable, c'est que l'on peut, par des moyens artificiels, hâter ou retarder le développement de l'un de ces deux appareils aux dépens de l'autre. C'est ainsi que chez les protées forcément retenus sous l'eau, les branchies persistent plus long-temps, et que les poumons se développent plutôt au contraire quand on les retient à la surface de l'eau. La disparition du thymus après la naissance, son volume chez les animaux dormeurs durant l'hibernation, etc., me semblent des phénomènes dn même ordre.

Il importe d'observer que c'est toujours sur les appareils bornés à l'état rudimentaire, qu'agissent les irrégularités en tout genre. Il est certain que les matériaux sont d'autant plus susceptibles de manquer, qu'ils sont moins développés ; mais ils ne manquent jamais brusquement : on les voit se rapetisser d'abord, se déformer ensuite, et enfin s'anéantir tout-à-fait. M. Geoffroy a donc eu raison d'assigner aux organes le nom des fonctions qu'ils remplissent dans leur plus haut développement ; celles-là seules sont, en effet, constantes et déterminées.

On conçoit l'influence qu'aura cette détermination rigoureuse de la fixité des organes sur les lois de la subordination des rapports en zoologie ; elle leur communiquera, je pense, une précision qu'elles étaient loin d'oser espérer encore.

Puisque le nombre des matériaux est limité, il est évident qu'un organe ne peut se développer avec excès, sans exiger, dans un autre, un amoindrissement proportionnel. Partout, la maigreur d'une partie décèle le trop d'embonpoint d'une autre ; ce sont là des cas pathologiques ou des monstruosités dont la transmission par la voie de la génération, lorsqu'elle est possible, constitue l'origine d'une nouvelle espèce. La variété de ces monstruosités n'est pourtant pas indéfinie ; car un animal ne sort des formes de son espèce que pour passer à celles d'un autre. Tout est donc prévu et réglé, même ce qu'on nomme des jeux ou des exceptions de la nature, sans songer que ces mots n'ont réellement aucun sens, du moins dans l'ordre physique.

Mais, quelle est la puissance qui maintient un ordre aussi admirable au milieu de transformations aussi étonnantes? Cette puissance est celle de l'organisation; c'est elle qui, gouvernée par des règles immuables, oblige le sang, générateur commun des organes, à en déposer les matériaux dans un ordre constamment uniforme.

L'identité des animaux vertébrés est, comme on voit, la conclusion rigoureuse de tout ce qui précède; mais M. Geoffroy l'avait conçue d'inspiration bien avant que les faits la lui eussent ainsi confirmée; ou plutôt, c'est elle-même qui l'a dirigé vers la découverte de plusieurs d'entre eux, en lui dévoilant des analogies secrètes et jusqu'ici dérobées aux yeux les plus exercés. C'est que le génie aperçoit souvent d'une première vue ces vérités d'ensemble qui ne nous paraissent hardies, que parce qu'elles sont grandes, et qu'il ne nous est donné d'y arriver que lentement et en détail.

M. Geoffroy n'a jamais eu recours, pour appuyer ses opinions, à ce qu'on est convenu d'appeler des causes finales, et je pense qu'on doit lui en savoir gré. Ces causes ne sont, en dépit de leur nom, que les effets évidens, ou les conditions mêmes de l'existence de chaque objet; et sous ce rapport, on aurait peut-être mieux fait de les nommer des causes nécessaires. Il est toujours certain qu'on n'a jamais rien prouvé par elles, sinon leur impuissance même de rien prouver.

Je borne à ces considérations imparfaites l'extrait de la *Philosophie anatomique* : on sait assez qu'analyser un chef-d'œuvre, c'est le mutiler. Il y a une foule d'autres conséquences non moins élevées, et qui n'échapperont pas aux esprits profonds qui savent avoir des idées en méditant celles des autres. On peut, sans y mettre du sien, lire un ouvrage médiocre : voulez-vous suivre les hautes pensées du génie ? Pensez.

De l'Imprimerie de DOUBLET, rue Gît-le-Cœur, n°. 7.

www.ingramcontent.com/pod-product-compliance
Ingram Content Group UK Ltd.
Pitfield, Milton Keynes, MK11 3LW, UK
UKHW020222200726
13856UKWH00004B/1556

9 782011 741240